Dania Amalia Alvarez Blanco
Magnolia Aguilera G.
Zonia Rojas Benítez

Comportamiento del Síndrome de Flujo Vaginal

Dania Amalia Alvarez Blanco
Magnolia Aguilera G.
Zonia Rojas Benítez

Comportamiento del Síndrome de Flujo Vaginal

Comportamiento del Síndrome de Flujo Vaginal. Policlínico Darío Calzadilla Angulo. Enero a Julio 2009

PUBLICIA

Imprint

Cover image: www.ingimage.com

Publisher:
PUBLICIA
is a trademark of
International Book Market Service Ltd., member of OmniScriptum Publishing Group
17 Meldrum Street, Beau Bassin 71504, Mauritius

Printed at: see last page
ISBN: 978-3-639-55304-8

TABLA DE CONTENIDO

RESUMEN

Se realizó un estudio descriptivo de series de casos de mujeres mayores de 16 años con síndrome de flujo vaginal en los consultorios No. 1 y 11 de la policlínica docente "Darío calzadilla Angulo", en el período comprendido de Enero a Julio del año 2009 que Caracteriza la morbimortalidad por flujo vaginal. El universo de estudio se estableció por 489 mujeres en edad fértil, donde se revisaron todas las historias clínicas de estas pacientes, la muestra la constituyeron 131 mujeres que han tenido relaciones sexuales con síndrome de flujo vaginal, diagnosticado por examen físico con espéculo. Se obtuvo con mayor frecuencia la aparición del síndrome de flujo vaginal en las pacientes de 21 a 25 años con predominio en las pacientes que habían tenido más de 5 parejas sexuales, como síntoma predominante se encontró la secreción grisácea espumosa con olor a pescado, característico de la gardnerellavaginalis, que fue el germen aislado con mayor frecuencia.

Palabras claves:Enfermedades de Transmisión Sexual; fecundidad; GardnerellaVaginalis; Candidiasis, Vulvovaginal.

ABSTRACT

she was carried out a descriptive study of series of women's cases bigger than 16 years with syndrome of vaginal flow of the clinics Not. 1 and 11 of the Educational Policlinical "DaríoCalzadillaAngulo", in the understood period of January to Julio of the year 2009. The study universe settled down for 489 women in fertile age, where all the clinical histories of these patients were revised, the sample constituted it 131 women that have had sexual relationships with syndrome of vaginal flow, diagnosed by physical exam with speculum. With the objective of contributing to improve the information on the behavior of this syndrome, the age, number was included of even sexual, symptoms and signs as well as the opposing more frequent microorganisms. In our study, the affected age group was of 21a 25 years, for 30,5%, the women Prevailed with more than 5 sexual couples and precocious beginning of the sexual relationships, for 64,2%, the foamy grizzly secretions with scent to fish were the most frequent symptom, with 41,2%; The bacterial vaginosis associated mainly to factors of sexual behavior, being the gardnerella the microorganism of more incidence, being isolated in 49,6%.

Key words: Illnesses of Sexual Transmission; fecundity; GardnerellaVaginalis; Candidiasis, Vulvovaginal.

INTRODUCCION.

En primer lugar un síndrome no es más que un grupo de síntomas que refieren una paciente y los signos que se observan durante el examen físico.

El síndrome de flujo vaginal proporciona los detalles básicos necesarios para el diagnóstico y el tratamiento de las enfermedades de transmisión sexual (ETS) más frecuente, ofrece las pautas para confeccionar la historia clínica y examinar al paciente, así como las técnicas necesarias para hacer diagnostico especifico, profiláctico y curativo (1).

Tradicionalmente en nuestro país las ETS han sido manejadas sobre la base de un diagnostico etiológico es decir identificando el agente causal de la enfermedad (2).

Dentro de las infecciones más frecuentes de transmisión sexual podemos encontrar el síndrome de flujo vaginal que no es más que un proceso de la vagina caracterizada por uno o más de los siguientes síntomas:

Flujo, prurito vulvar, ardor, irritación, disuria, dispareunia y fetidez vaginal determinada por invasión y multiplicación de cualquier microorganismo y por un desbalance ambiental en el ecosistema vaginal. Se presenta en las mujeres cuando tienen infecciones en la vagina (también llamada vaginitis) o en el cuello del útero (cervicitis) siendo esta última más severa y puede ocasionar complicaciones graves (3 y 4).

Como se ha visto el síndrome de flujo vaginal (SFV) tiene como principal síntoma la secreción vaginal anormal en cuanto a cantidad, color, olor, el prurito vaginal, ardor al orinar y dolor durante las relaciones sexuales; el signo único es la secreción vaginal y la etiología más común es la vaginitis por trichomonas, monilias y la vaginosis bacteriana, asimismo las cervicitis por gonorrea y clamidia, siendo la vaginitis de más fácil diagnostico (1).

El manejo sindrómico de las infecciones de transmisión sexual (ITS) representa una alternativa de abordaje eficiente en este problema en la atención primaria de salud (APS). Dicho enfoque se basa en la identificación de los principales grupos de síntomas y signos (Síndromes) comúnmente asociadas a ciertas infecciones (2).

Teniendo en cuenta la alta frecuencia de flujo vaginal y sus complicaciones, con el objetivo perfeccionar de la calidad de salud reproductiva el ministerio de salud pública se ha trazado la estrategia de fortalecer la atención a la mujer gestante y no gestante, a través de la implementación del manejo sindrómico del flujo vaginal en todas las unidades del Sistema Nacional de salud (2).

El profesional de la salud puede diferenciar el contenido vaginal fisiológico del patológico pues el contenido fisiológico resulta de moco cervical, de descamación del epitelio vaginal por acción estrogénica, trasudación vaginal y secreción de las glándulas vestibulares que al observarlo microscópicamente predomina el bacilo de Doderlein sobre las otras posibles bacterias, siendo el ph vaginal de 4.0 a 4.5 o sea un ph ácido (2).

En el manejo del síndrome del flujo vaginal es necesario conocer los factores de riesgo que pueden estar asociado a la cervicitis como la edad de la paciente (1 punto), paciente soltera (1 punto) si la paciente ha tenido relaciones sexuales con más de una persona en los tres meses anteriores (1punto) o con una pareja nueva, además cuando la pareja sexual tiene secreción uretral (2 puntos) (1).

La interpretación del riesgo se valora de acuerdo a la puntuación obtenida según los factores de riesgo. Si el puntaje es igual o mayor a 2 se trata la vaginitis y la cervicitis independientemente del resultado del examen ginecológico.

Si el puntaje es menor de 2; pero el examen ginecológico es positivo, se trata vaginitis y cervicitis. Si el puntaje es menor de 2 y el examen ginecológico es negativo, la paciente debe ser tratada solamente para vaginitis (1)

Aunque son muchos los microorganismos que causan infecciones de transmisión sexual por otra parte es limitado el número de síndromes que generan. (1).

El manejo sindrómico representa una alternativa de abordaje eficiente de este problema y con este tipo de enfoque se logra el tratamiento de las causas más frecuentes asociadas al síndrome en cuestión y por tanto se garantiza la solución de más del 95 % de los casos (5)

Actualmente el manejo del flujo vaginal en la atención primaria no es uniforme, por cuanto el diagnóstico etiológico que se realiza no es del todo eficiente, y el diagnóstico sobre las bases clínicas tampoco garantiza por sí solo, el tratamiento adecuado de todos los casos.

En todo el mundo las infecciones de transmisión sexual representan un problema de gran envergadura tanto económica como social. La posible participación de infecciones Cervico vaginales en eventos desfavorables durante el embarazo, parto y el puerperio es indiscutible, pero es necesario conocer varios factores que nos permitan un diagnostico real de todos estos eventos, sin exagerar su verdadera frecuencia. Además constituye un problema importante en la morbilidad materna infantil debida entre otras causas a abortos espontáneos, partos prematuros, muerte fetal, bajo peso al nacer.

Todos estos problemas de salud conllevan además a un problema social no por causas fatales, sino por lo desagradable que resulta para la mujer sus síntomas que repercuten de forma directa en su estado sanitario, en la psiquis de la paciente y su pareja, e incluso en la capacidad temporal en el trabajo, por otra parte el Síndrome de Flujo Vaginal es una afección causada por hongos, Bacterias, Parásitos y Virus que se encuentran presente también en los hombres, pero puede aparecer de forma asintomática por lo que si no se diagnostica y se trata la pareja a tiempo puede propagarse a otros individuos

En los últimos años se ha reportado una alta incidencia de estas infecciones donde se ha comportado como un importante factor de riesgo debido a las complicaciones que puede ocasionar. El desarrollo de la medicina familiar y la participación directa del médico y la enfermera de la familia en la atención ginecobstétrica de la población femenina de todo el país, unido a significativos cambios técnicos y organizativos encaminados a mejorar la calidad de la atención en esta disciplina, han hecho necesario buscar formas mas dinámicas que favorezcan el desempeño de este personal (6).

Estas infecciones que se transmiten fundamentalmente a través de las relaciones sexuales pueden transmitirse además por contacto de la sangre de la madre afectada a su hijo (3 y 7), además se invocan otras situaciones que favorecen las infecciones vaginales como la deficiente higiene génito-oral , baños en piscinas y tinas , diabetes ,embarazo, parasitosis, incontinencia urinaria o fecal ,contraceptivos orales o tópicos ,deficiencias inmunológicas entre otras (8 y 9)

La flora vaginal normal es un ecosistema dinámico y muy complejo , constituye una de las barreras fisiológicas más importantes para impedir infecciones , y su conocimiento aún no está completo , su composición y su regulación dependen de una cantidad de variables que mantienen en equilibrio, y de las conocidas , es de mayor importancia, la influencia de hormonas sexuales , la edad y las características anatómicas,por tanto la vagina tiene una gran cantidad de microorganismos, la mayoría saprofitos y otras que por su escasa cantidad no son patógenos (10).

No puede desconocerse que la vagina es una cavidad fisiológicamente húmeda, ya que contiene las secreciones de las glándulas vestibulares y endocervicales. Esta secreción aumenta durante el periodo ovulatorio, la gestación y el puerperio. La flora vaginal normal es muy variada. Pueden encontrarse: estreptococos, estafilococos, lactobacilos, difteroides y muchas veces hongos.

Las infecciones del tractos reproductor, en particular las ITS, comprometen desproporcionadamente la salud de las mujeres por lo que este tema es de gran importancia, pues ellas están más expuestas que los hombres a las ITS debido a la carencia de disponibilidad de métodos de barrera controlados por la mujer y, además, porque en la dinámica de la relación sexual frecuentemente está limitada su capacidad de negociar las condiciones bajo las cuales esta ocurre. Por razones anatómicas y fisiológicas, la transmisión de una ITS que sigue a una exposición, aparece con más frecuencia del hombre a la mujer, que de la mujer al hombre. Por otra parte, cuando la infección aparece primero en la mujer lo hace de forma asintomática y no demanda asistencia médica; pero aun si la solicitara, el diagnóstico de algunas ITS (N. gonorreae, C. trachomatis) es más difícil en la mujer que en el hombre. Además, el potencial de extensión de la infección al aparato genital es también mayor en la mujer que en el hombre. Por tanto, debido a estos factores, la probabilidad de retardo en el tratamiento y la severidad de las complicaciones son mayores en la mujer. Estas son infertilidad, embarazo ectópico (tubario), cáncer cervical y resultados adversos del embarazo. Por lo que lo anteriormente expuesto se refiere al costo biomédico de las ITS.

Los métodos principales para controlar la extensión de ETS y sus complicaciones siguen siendo la. Prevención primaria, incluyendo la educación en el comportamiento sexual de alto riesgo, y la repercusión que tiene en la economía del país.Se ha comprobado que el comportamiento de alto riesgo en un miembro de la pareja ayuda a aumentar el valor predictivo positivo para la presencia de una ETS en el otro miembro de lapareja.Lasarmas más importantes contra las ITS son la prevención, tomando las medidas oportunas por medio del uso del condón y la higiene adecuada, elementos imprescindibles para una sexualidad responsable y que reducen considerablemente el riesgo de contagio de estas infecciones.

La promoción de la salud sexual es una estrategia encaminada adesarrollar el potencial de la salud individual y colectiva promocionando los medios, así como acciones deeducación e información en salud, dirigidas a la modificaciónde los comportamientos sexuales de riesgo, para el logro de estilos de vida sexual saludable.

La prevención en la salud sexual radica en evitar lasocurrencias de enfermedades específicas en losindividuos o grupos sociales, que por sus características, tengan gran posibilidad de adquirirlas (alto riesgo).

La prevención de las ITS, comienza con una buena higiene: secándose completamente después del baño, llevando ropa interior de algodón y ropas que no sean ajustadas, limpiarse correctamente con el papel higiénico (las mujeres deben limpiarse siempre de adelante hacia atrás para evitar introducir bacterias de la zona del recto a la de la vagina. Las duchas vaginales no están recomendadas pues predisponen a la vaginitis, al alterar el balance normal del medio vaginal. Otra forma de prevención es reducir el estrés ya que todos estos factores pueden afectar el equilibrio del pH de la vagina. El uso del condón es el ejemplo de procedimiento de sexo seguro para la prevención de las ITS

La expresión de infecciones de trasmisión sexual sustituyó la clásica denominación de enfermedades venéreas de los años 70 y 80. Las ITS incluyen una serie de enfermedades de naturaleza infecciosa en las que la trasmisión sexual es de interés epidemiológico, aunque en algunas de ellas no es el mecanismo de trasmisión más importante.

Estas infecciones que se transmiten fundamentalmente a través de las relaciones sexuales pueden transmitirse además por contacto de la sangre de la madre afectada a su hijo, además se invocan otras situaciones que favorecen las infecciones vaginales como la deficiente higiene génito-oral, baños en piscinas y tinas, diabetes, embarazo, parasitosis, incontinencia urinaria o fecal, contraceptivos orales o tópicos, deficiencias inmunológicas entre otras.

CLASIFICACION ETIOPATOGÉNICA

Los principales agentes causales de las infecciones de transmisión sexual son.

*NelsseriaGonorreae

*Chlamydia Trachomatis

*MicoplasmaHominis

*Urea plasma urealiticum

*Vaginosisbacteriana)gardnerella)

*Trichomonavaginalis

* Monilia ,Candidaalbicans

*Treponema Pallidum. Sifilis

*Hemophilusducreyl. Chancro Blando

*CalymatobacteriumGranulomatis. Granuloma inguinal

*Linfogranuloma Venerio. Chlamidia

*Papiloma Viral humano

*Virus del herpes simple

*Molusco contagioso

* HIV

*Otros

Para tener un mayor conocimiento de ellas expondremos la siguiente clasificación:

- Bacterias
- Hongos
- Protozoos
- Virus
- Ectoparásitos (Artrópodos)

Los más frecuentes actualmente son:

- Vaginosis Bacteriana
- Clamidia
- Gonococcia
- Sifilis
- Monilias

- Trichomona

- Papiloma Humano

- VIH SIDA

- Herpes simple.

Las infecciones mas frecuentes asociadas al síndrome de flujo vaginal son la trichomoniasis ,laMoniliasis, la vaginosis bacteriana, y con menor frecuencia la neisseriagonorreae y la clamidia trachomatis.

El flujo vaginal forma parte de las ITS, está incluido como parte del cuadro clínico, pero además como síndrome. Ya que en primer lugar recordando la propedéutica clínica, un síndrome no es más que un grupo de síntomas que refiere una paciente y los signos que se observan durante el examen físico. ¿Cuál es la importancia de la valoración clínica de las ITS?

En comparación con los costos biomédicos los costos socioeconómicos han sido mucho menos estudiados. Los costos directos de diagnóstico y tratamiento de las ITS son inferiores a los de su secuela. Es evidente que el costo mayor radica en las pruebas diagnósticas más que en el tratamiento. En ocasiones estos costos son difíciles de cuantificar cuando la autoestima de la mujer y el estatus dentro de la familia y la comunidad están ligados a su papel como esposa y madre, por lo que esto va más allá del malestar físico.

Las infecciones pueden adquirirse mediante una gran variedad de mecanismos, no todo conocido en la actualidad. Así por ejemplo las infecciones más frecuentes asociadas al síndrome del flujo vaginal son las vaginosis bacterianas, la moniliasis y trichomoniasis.

A partir de 1980 el término de enfermedades venéreas fue sustituido por el más amplio de enfermedades de transmisión sexual que corresponden a todas las enfermedades infecciosas en las que la transmisión sexual tiene importancia epidemiológica (11)

Podría decirse que la vaginosis bacteriana se ha considerado controvertida como resultado de su complicada evolución histórica de nomenclaturas sucesivas, por lo que no es un nuevo síndrome sino una enfermedad reconocida.(10)

En 1892 se llamó vaginitis no específica, luego en 1955 vaginitis por haemophilus, en 1982 se llamó vaginosis bacteriana, siendo una entidad poli microbiana pero es la gardnerella considerada el microorganismo que se encuentra en el 100% de las pacientes que sufrenvaginosis Bacteriana. (10)Contradictoriamente se ha planteado que la fisiopatología de esta afección no sea aceptada como una ETS, cuando la mayor incidencia de ella se encontró siempre en mujeres, sexualmente activas, pero el hecho de encontrarlas en altas proporciones en mujeres vírgenes le ha restado fuerza a este planteamiento por lo tanto a pesar que no se recomienda el tratamiento de las parejas sexuales en las mujeres afectadas de vaginosis bacteriana, en la práctica se utiliza con buenos resultados constituyendo esto un tema controvertido (11).

Vaginosis Bacteriana (GardnerellaVaginalis) (Denominación actual)

¿Conocen la diferencia conceptual entre vaginitis y vaginosis bacteriana?

La vaginitis es un proceso inflamatorio de la mucosa vaginal que por lo general suele acompañarse de un aumento en la secreción vaginal. Dicha inflamación es causada principalmente por la alteración del equilibrio de la flora vaginal habitual que está presente en la vagina y cuya función es la de regular el pH vaginal y con ello la presencia de bacterias y otros microorganismos en el epitelio vaginal. La etiología más frecuente de este tipo de inflamación es la infecciosa y los síntomas más frecuentes son aumento de la secreción o flujo vaginal intenso (leucorrea) y el prurito genital.

En general, son síntomas de vaginitis:

- Irritación y/o picazón del área genital.
- Inflamación (irritación, enrojecimiento causadas por la presencia de células inmunitarias adicionales) de los labios mayores, labios menores, o del área perineal.
- Descarga vaginal: flujo vaginal.
- Olor vaginal penetrante.
- Incomodidad o ardor al orinar.
- Dolor/irritación durante la relación sexual.

Las causas pueden ser diversas:

Las más comunes son por infección: La vaginitis por Tricomonas, vaginitis por hongos, vaginitis llamada vaginosis bacteriana, entre otras.

¿Qué es la vaginosis bacteriana?

Vaginosis bacteriana (VB) es el nombre que se le da a una afección que ocurre en las mujeres, en la cual el equilibrio bacteriano normal en la vagina se ve alterado y en su lugar ciertas bacterias crecen de manera excesiva. En ocasiones, va acompañada de flujo vaginal, olor, dolor, picazón o ardor.

¿Cómo se contrae la vaginosis bacteriana?

La causa de la vaginosis bacteriana no se conoce del todo. La misma está asociada a un desequilibrio en la cantidad de bacterias que normalmente se encuentran en la vagina de la mujer. Normalmente, la mayoría de las bacterias en la vagina son "buenas", pero también hay unas cuantas bacterias que son "dañinas". La Vaginosis Bacteriana se presenta cuando hay un aumento del número de bacterias dañinas.

La vaginosis bacteriana es una de las infecciones más frecuentes en la mujer y durante el embarazo (15 al 20%de las gestantes), antiguamente se denominaba vaginitis inespecífica, se asocia con frecuencia a la trichomoniasis.

Su cuadro clínico puede verse en forma de vaginitis asintomática o leve, o como flujo gris maloliente, homogéneo, fluido, espumoso,que se constata con espéculo al examen físico y está acompañado de prurito e inflamación vaginal.

Diagnóstico

-Prueba de aminas, olor a pescado. Una gota de KOH a una gota de la secreción

-Examen directo (células guías con bordes oscuros)

-Examen con cultivo.

Todo esto sería el diagnóstico etiológico.

Tratamiento curativo:

1- Metronidazol: 250 mg, 2 tab c/12 h durante 7 días.

2- Acidificar el medio vaginal

3- También puede usarse el Ampicillin y la Cefalosporina (Cefalexina).

4- El tratamiento a la pareja no previene las recurrencias, no se recomienda.

Trichomoniasis:

Es un parásito de transmisión sexual en ocasiones asintomática, es más frecuente en la etapa de mayor actividad sexual y se puede asociar a otras I.T.S como la gardnerella y la gonococcia. Constituye el 5 y el 10 % de todas la infecciones vaginales. E espectro de la enfermedad incluye la infección aguda y la crónica, esta ultima difícil de identificar en el examen directo se relaciona con el HVP.

Cuadro clínico:

Flujo Vaginal amarillo espumoso asociado con ardor, prurito, dispareunia y a veces fetidez, al examen físico hay enrojecimiento de la mucosa vaginal con punteado petequial (vagina en fresa y edematosa).

Diagnóstico etiológico:

Se realiza a través del cuadro clínico y los complementarios.

1- Exudado vaginal, donde se observa el parásito en movimiento.

2- Citología.

Tratamiento curativo:

1- Aumentar la acidez de la vagina (Vinagre diluido en partes iguales con agua)

2- Metronidazol 250 mg, 1 tab c/8 h durante 7 días y a la pareja.

3- Metronidazol 1 tab Vaginal diaria por 10 días o Clotrimazol 1 óvulo diario por 10 días y en crema 2v/día.

4- Metronidazol 1 gramo cada 12h en 24h .

5- Proscribir las relaciones sexuales.

La trichomoniasis habitualmente se adquiere por transmisión sexual, sin embargo pueden encontrarse en adolescentes que no han iniciado su vida sexual, a veces se encuentra asociadaa otros gérmenes patógenos comosonGardnerella y Candida, finalmente y a pesar de que se plantea que el hombre no es un reservorio para trichomonas, existe un criterio casi unánime que recomienda un tratamiento de la pareja sexual masculina (12).

Pueden existir colonias resistente al tratamiento por 7 dias y persistir la infección, incluso a pesar de no tener contacto sexual, por lo que debe repetirse el tratamiento y a veces es necesario hacer tratamiento indovenoso por la frecuencia de clamidia concomitante.

Por su parte las vaginitismicótica por monilias ocupa el 3er lugar por causa de infecciones genitales en las mujeres en edad fértil y si bien es cierto que se puede transmitir mediante las relaciones sexuales, algunos autores no la consideran como una ETS típica, pues son muchos los factores predisponentes que actúan rompiendo el equilibrio ecológico que mantiene la cándida con el organismo humano y provocan las manifestaciones de los síntomas y signos de la enfermedad, siendo esta otra contradicción(11).

Candidiasis Vaginal o Moniliasis.

Cuadro clínico:

Flujo vaginal blanco espumoso grumoso que tiende a formar placas con irritación local, enrojecimiento vaginal, lo cual se constata al examen físico donde se puede observar el flujo con aspecto de leche cortada y se acompaña de dispareunia, es más frecuente en el embarazo, uso de contraceptivos orales, antibióticos, pacientes diabéticas y obesas, además en las edades de mayor actividad sexual (16-30 años).

Diagnóstico:

Se realiza por el cuadro clínico y por el examen microscópico como el exudado vaginal donde se observa la presencia de hongos o monilias.

La candidaalbicans es en forma de núcleos con esporas, la adición de hidróxido de potasio entre el 10 y el 20 % en el directo disuelve las células epiteliales y sanguíneas, y hace el diagnostico mas fácil.

La candidaglabrata tiene exporas que son la mitad de los eritrocitos y en el directo se ven como racimos. La candidatropicalis no se distingue de la albicans en el microscopio. El exudado vaginal con cultivo es un medio de diagnostico, el papanicolau es insensible

Tratamiento curativo:

Es de señalar que en las embarazadas recurre con mayor frecuencia y por ello responde mejor a tratamientos prolongados de 7 a 14 días, con la Nistatina los índices de curación son inferiores a los azoles (clotrimazol), por lo que es de segunda elección. y está contraindicado el Ketoconazol y Fluconazol.

Tratamiento:

1-Clotrimazol: 1 óvulo al acostarse por 7 días y crema en la vulva 2 v/día.

2-Nitatina 1 óvulo al acostarse por 14 días y crema 2 v/día

3- Alcalinizar el medio vaginal con bicarbonato al 2%

4- Reposo sexual

5- A la pareja con Nistatina o Clotrimazol en crema local si es recidivante o hay manifestaciones de Balanitis.

El tratamiento no debe ser recomendado solamente por cultivo positivo en ausencia de síntomas.

Clamidia

En la actualidad se considera una de las afecciones más frecuentes transmitida por vía sexual, se asocia a factores de riesgo como la edad, número de parejas sexuales, solteras, bajo nivel socio-económico, etc. Su diagnóstico es difícil, puede realizarse a través de colposcopia, la citología y el test de clamidia además de la sintomatología asociada.

La Clamidia es una de las más comunes Enfermedades de Transmisión Sexual en todo el mundo. Más de 3 millones de casos de Clamidia son reportados en Estados Unidos cada año. Tanto los hombres como las mujeres pueden ser afectados por Clamidia, pero los síntomas de esta infección no siempre se dejan notar. De hecho, hasta el 75% de las mujeres y el 50% de los hombres no experimentan ningún síntoma que les permita darse cuenta de que están infectados con Clamidia.

Es un parásito Gram. - intracelular, la Clamidia Trachomatis es la que infecta a los seres humanos, se asocia a la inflamación pélvica y a las afecciones por Gonococo, el 80 % cursa asintomática o tiene escaso flujo vaginal acompañado de disuria, se asocia a la cervicitis y endometritis post parto.

Complicaciones del embarazo avanzado

La presencia de clamidia en el tracto genital femenino después de la primera mitad del embarazo (después de la semana 20) ha demostrado ser un factor de causalidad para generar tasas un tanto mayores de complicaciones como parto prematuro, retardo del crecimiento fetal intrauterino, bajo peso al nacer, rotura prematura de membranas (RPM) y prematuridad neonatal y las infecciones del bebé.

Tratamiento en las gestantes:

La azitromicina 250 mg (1g) oral en dosis única, puede ser de elección aunque también puede usarse la eritromicina 2 tab 4v/día por 7 días y la amoxicilina cada 8 horas durante 7 días.

Hasta aquí se ha explicado y demostrado las principales ITS teniendo en cuenta el cuadro clínico, diagnóstico etiológico y tratamiento curativo.

¿Cómo futuros médicos generales integrales opinan que las ITS sólo son tributarias de tratamiento curativos, o conocen otra forma de tratamiento de las mismas?

Tradicionalmente en nuestro país las ITS han sido manejadas sobre la base de un diagnóstico etiológico, es decir identificando el agente causal de la enfermedad.

Actualmente el manejo del flujo vaginal en la atención primaria no es uniforme, por cuanto el diagnóstico etiológico que se realiza no es del todo eficiente, y el diagnóstico sobre las bases clínicas tampoco garantiza por si solo, el tratamiento adecuado de todos los casos.

Algunas Infecciones de Transmisión Sexual en la mujer requieren diagnosticarse por medio de pruebas de laboratorios complejas, costosas en tiempo y dinero, que no son posibles tener en la práctica en todas las unidades del Sistema Nacional de Salud, lo que repercute en demoras en el inicio del tratamiento. Esto ha motivado a la aplicación del manejo sindrómico de las infecciones de transmisión sexual, el cual como señalamos se basa en la identificación de signos y síntomas como es el flujo vaginal, y es a partir de una publicación sobre las infecciones de transmisión sexual y las pautas para su tratamiento realizada por el MINSAP en el año 2005, que se brinda una mayor información sobre el manejo sindrómico de más del 95 % de los casos.

El manejo del síndrome de flujo vaginal ofrece beneficios ya que clasifica los agentes causales según los síntomas clínicos que da lugar y utiliza flujograma que facilita el diagnóstico y tratamiento, además incluye la atención a los contactos.

El manejo sindrómico de las infecciones de transmisión sexual (ITS) representa una alternativa de abordaje eficiente de este problema en la atención primaria de salud (APS). Dicho enfoque se basa en la identificación de los principales grupos de síntomas y signos (Síndromes) comúnmente asociadas a ciertas infecciones [1].

En el manejo del síndrome del flujo vaginal es necesario conocer los factores de riesgo que pueden estar asociado a la cervicitis como la edad de la paciente (1 punto), paciente soltera (1 punto) si la paciente ha tenido relaciones sexuales con más de una persona en los tres meses anteriores (1punto) o con una pareja nueva, además cuando la pareja sexual tiene secreción uretral (2 puntos). Teniendo en cuenta estos factores se obtiene una puntuación independientemente del examen ginecológico para el manejo sindrómico.

Se aprecia en la consulta diaria de ginecología y patología benigna de cuello un incremento del mismo, pero se desconoce la magnitud de la problemática existente en nuestra comunidad, por lo que desconocemos el comportamiento en nuestro municipio.

Podría decirse que nuestro problema científico es: ¿Cuál será el comportamiento clínico-epidemiológico del síndrome de flujo vaginal en mujeres en edad fértil?

En la práctica Médica el Síndrome de Flujo Vaginal representa un problema de salud frecuente ya que el 95% de las pacientes consultan por Flujo Vaginal [3, 4]. Además la prevalencia de infertilidad oscila entre el 12 y 14 % siendo este síndrome la causa más común [5 y 4]. Se reportan anualmente en todo el mundo más de 340 millones de infecciones de transmisión sexual y que por lo menos un millón de contagios ocurre cada día [5 y 6]. Cada año 2.500.000 adolescentes en los Estados Unidosse contagian, considerándose como una importante causa de morbilidad y potencialmente de mortalidad en estas edades. Solamente para América latina y El Caribe se estima entre 35 y 40 millones de casos con más de 100.000 infecciones promedio por día. [4]

En Cubase reporta en los últimos años un incremento de las tasas por lo que se desarrolla un programa de prevención y control de las enfermedades de transmisión sexual [7].

Podría decirse que si el trabajo educativo e informativo se realizara de una manera correcta, sistemática y por etapas, se lograría que al menos el 50% de las adolescentes pospongan por un periodo que oscila entre 2 y 3 años el inicio de su actividad sexual, a diferencia de lo que sucedería si esta educación no se brindara o se hiciera sin cumplimentar los requerimientos necesarios [8].

El enfoque de los programas de educación y asesoramiento deben adaptarse a nuestra sociedad y considerarse una atención especial, ya que constituyen actualmente el grupo de enfermedades infecciosas más frecuentes en países tanto desarrollados como en vías de desarrollo [9].

Teniendo en cuenta la alta frecuencia de flujo vaginal y sus complicaciones, con el objetivo de perfeccionar la calidad de salud reproductiva el ministerio de salud pública se ha trazado la estrategia de fortalecer la atención a la mujer gestante y no gestante, a través de la implementación del manejo sindrómico del flujo vaginal en todas las unidades del Sistema Nacional de salud [1].

Antes de realizar nuestra investigación nos planteamos la siguiente interrogante ¿Es el comportamiento del síndrome de flujo vaginal en nuestro medio similar a lo reportado por la bibliografía?

Justificación / Fundamentación Teórica.

Nuestra investigación se enmarcará en las comunidades de la Policlínica Darío Calzadilla Angulo, con el objetivo de describir el comportamiento clínico-epidemiológico del síndrome del flujo vaginal en mujeres de los consultorios No 1 y 11 de Enero a Julio del 2009, así como identificar los síntomas y los microorganismos del más frecuente del mismo en estos consultorios. .En los últimos años el Síndrome de flujo Vaginal ha experimentado un Incremento fundamentalmente en las mujeres jóvenes.

El impacto creciente que tiene en las mujeres y los niños, y la conexión que existe entre este grupo de enfermedades y la prevención de la infección por el virus de inmunodeficiencia humana (VIH), son los elementos de enorme importancia para que sean considerados un problema de salud prioritario de nuestros tiempos (13).

Se aprecia en la consulta diaria de ginecología y patología benigna un incremento del mismo, pero se desconoce la magnitud de la problemática existente en nuestra comunidad por lo que desconocemos el comportamiento en nuestro municipio.

Planteamiento de la Hipótesis o de las Preguntas Científicas.

Una vez planteado nuestro problema de investigación, las preguntas científicas derivadas de él, serían las siguientes:

-¿Qué comportamiento tendrá el Síndrome de Flujo vaginal en mujeres en edad fértil según grupos de edades?

-¿Cuáles serán los síntomas del Síndrome de flujo vaginal?

-¿Qué comportamiento presentan los microorganismos causante de el Síndrome de flujo vaginal, el número de pareja sexuales e inicio de las relaciones sexuales?

-¿Qué relación tendrá el numero de parejas sexuales con la aparición del Síndrome de flujo vaginal?

Algunas Infecciones de Transmisión Sexual en la mujer requieren diagnosticarse por medio de pruebas de laboratorios complejas, costosas en tiempo y dinero, que no son posibles tener en la práctica en todas las unidades del Sistema Nacional de Salud, lo que repercute en demoras en el inicio del tratamiento. Esto ha motivado a la aplicación del manejo sindromico de las infecciones de transmisión sexual, el cual como señalamos se basa en la identificación de signos y síntomas como es el flujo vaginal, y es a partir de una publicación sobre las infecciones de transmisión sexual y las pautas para su tratamiento realizaba por el MINSAP en el año 2004, que se brinda una mayor información sobre el manejo sindrómico. (1)

A pesar del aumento de los conocimientos y de los grandes avances registrados en el diagnóstico y tratamiento, en los últimos años la mayoría de los enfermedades de transmisión sexual (ETS), siguen siendo epidémicas en casi todos los países y constituyen un claro ejemplo de la influencia que los factores demográficos y de comportamiento pueden tener a pesar de disponerse de métodos diagnósticos y terapéuticos eficaces (13).

Las evidencias disponibles señalan la urgencia de estrategia preventiva Y curativas combinada para disminuir la diseminación de las enfermedades de transmisión sexual (14).

Se propusieron puntualizar los principales síntomas que se presentan en la mujer durante las infecciones ginecológicas, así como los microorganismos más frecuentes que se presenta en esta afección (15)

Las infecciones de transmisión sexual (ITS) representan uno de los grandes desafíos de la salud pública contemporánea, por lo que su control es decisivo para mejorar la salud reproductiva y de toda la población.

El síndrome del flujo vaginal trae como consecuencia fundamental la enfermedad inflamatoria pélvica, esterilidad y cáncer Cérvico-uterino. (8).

Además constituye un problema importante en la morbilidad materno infantil debido entre otras causas a abortos espontáneos, partos prematuros, muerte fetal, bajo peso al nacer (3 y 16).Todos estos problemas de salud conllevan además a un problema social no por causas fatales, sino por lo desagradable que resulta para la mujer sus síntomas que repercuten de forma directa en su estado sanitario, en la psiquis de la paciente y su pareja, e incluso en la capacidad temporal en el trabajo por otra parte el Síndrome de Flujo Vaginal es una afección causada por hongos, Bacterias, Parásitos y Virus que se encuentran presente también en los hombres, pero puede aparecer de forma asintomática por lo que si no se diagnostica y se trata la pareja a tiempo puede propagarse a otros individuos En la práctica Médica el Síndrome de Flujo Vaginal representa un problema de salud frecuente ya que el 95% de las pacientes consultan por Flujo Vaginal (4, 1,17).

Además la prevalencia de infertilidad oscila entre el 12 y 14 % y es importante señalar que entre las causas más comunes se sitúa este síndrome (3 y 17). Se reportan anualmente en todo el mundo más de 340 millones de infecciones de transmisión sexual curables que se incluyen solo aquellas infecciones bacterianas, fúngicas y parasitarias, susceptible de tratamientos efectivos y que por lo menos un millón de contagios ocurre cada día (3 y 16). En cuba se reporta en los últimos Años un incremento de las tasas por lo que se desarrolla un programa de prevención y control de las enfermedades de transmisión sexual donde se incluye el síndrome de flujo vaginal. En el año 2009 se reportó un 32,25 % y en la provincia de Holguín el 23,57% de las mujeres padecieron de este síndrome. En nuestro municipio 2487 pacientes tuvieron exudado vaginal positivo a los gérmenes referidos en nuestro estudio y en los consultorios 1y 11 de la policlínica Darío calzadilla Angulo 32,6% curso con esta afección.

El manejo síndrome de flujo vaginal ofrece beneficios ya que clasifica los agentes causales según los síntomas clínicos que da lugar y utiliza flujograma que facilita el diagnóstico y tratamiento, además incluye la atención a los contactos.

Se observa en el mundo una tendencia ascendente en la ocurrencia de las Enfermedades de transmisión sexual, a expensa de un desplazamiento de las relaciones sexuales a edades cada vez más tempranas , resulta evidente que la salud reproductiva, condiciona fuertemente la salud general de las personas , concepto que resulta de gran importancia en la actualidad , pues en el mundo , la actividad sexual entre adolescentes va creciendo (20).

Podría decirse que si el trabajo educativo e informativo se realizara de una manera correcta, sistemática y por etapas, se lograría que al menos el 50% de las adolescentes pospongan por un periodo que oscila entre 2 y 3 años el inicio de su actividad sexual, a diferencia de lo que sucedería si esta educación no se brindara o se hiciera sin cumplimentar los requerimientos necesarios. (10)

Entonces es posible diseñar un programa educativo para aplicarlo a esta etapa.

De acuerdo a nuestra estudio , no cabe duda que este programa se adaptaría a los estudiantes que cursan el 9no grado , los cuales reciben la asignatura de Biología Humana donde podría decirse que el capítulo 6 de reproducción y desarrollo se refiere de forma específica al uso de condón para la protección contra enfermedades de transmisión sexual como el SIDA, sífilis y la gonorrea, así como a la importancia de la higiene genital y la selección adecuada de la pareja , evitando cambios desordenado de la misma , sin embargo se limita a subrayar , que la moniliasis , trichomoniasis , entre otras , constituye además enfermedades de transmisión sexual y que ante cualquier alteración de los órganos genitales debe consultarse a un médico para la correcta orientación: nótese que es necesario ampliar la labor educativa con relación a las principales causas del síndrome de flujo vaginal donde se incluyen la moniliasis, trichomoniasis y la vaginosis bacteriana a gardnerella.

El enfoque de los programas de educación y asesoramiento deben adaptarse a nuestra sociedad y considerar una atención especial ya que constituyen actualmente el grupo de enfermedades infecciosas más frecuentes en países tanto desarrollados como en vías de desarrollo (21).

METODO

Se realizó un estudio descriptivo de las mujeres con Síndrome de Flujo Vaginal pertenecientes a los consultorios No 1 y 11 del Policlínico Docente "Darío Calzadilla Angulo" del Municipio de Banes en el periodo comprendido de Enero a Julio del 2009. El universo de estudio estuvo comprendido por 489 mujeres, y la muestra la constituyeron 131 mujeres mayores de 16 años que han tenido relaciones sexuales, con Síndrome de Flujo Vaginal diagnosticado por exudado vaginal y clínicamente.

Criterios de inclusión.

- Todos los casos que presentaron síndrome de flujo vaginal, independientemente del resultado del exudado vaginal, en este periodo, y que aparecieron registrados como tal en el libro de registro existente en el Centro Municipal de Higiene y Epidemiología y en las historias clínicas individuales.
- Los que manifestaron de forma escrita su conformidad con la participación voluntaria en el estudio (se recogen en hoja de consentimiento informado).

Criterios de exclusión.

- Todas las pacientes que estaban fuera del área en el momento del estudio.

Para la recolección de la información nos apoyamos en las estadísticas del centro Municipal de Higiene y Epidemiología y en las historias clínicas individuales. Además se les realizó una encuesta previamente elaborada. Para dar salida a los objetivos se incluyeron las siguientes variables: Edad, número de parejas sexuales, síntomas, gérmenes diagnosticados en el exudado vaginal simple y con cultivo. Se comparó con la bibliografía actualizada a nivel mundial y se realizaron comentarios por el autor.

Técnicas de recolección, procesamiento y análisis de la información.

La información recopilada se procesó en forma computarizada. Los datos se procesaron en microcomputadora IBM compatible, utilizando el paquete estadístico para Windows, realizándose estadística descriptiva con distribuciones de frecuencia absoluta y relativa (número y por ciento). Los resultados se expresaron en texto y tablas.

Los datos recogidos fueron computados de forma automática auxiliándonos de una computadora Pentium 4. Se realizó cálculo porcentual y se compararon con la bibliografía consultada, se arribó a conclusiones y recomendaciones que surgieron a lo largo del estudio.

Entre los métodos teóricos empleados se encuentran:

Análisis y síntesis: se utilizó en la elaboración de los fundamentos teóricos, así como en el estudio de cada uno de las posibles causas que provocan el Síndrome de flujo vaginal.

Histórico y lógico: la aplicación de este método teórico se puso en práctica durante el estudio de las herramientas utilizadas,

Método hipotético - deductivo: fue empleado para la elaboración de la hipótesis de este trabajo, la cual será examinada y demostrada por la investigación realizada. Además la hipótesis planteada permitirá deducir la solución del problema encontrado.

Los métodos empíricos que se usaron son:

Observación científica: se empleó para llevar a cabo la propuesta del procedimiento y diagnóstico del resultado obtenido de esta investigación. Se acompaña de procedimiento y técnicas propias para las etapas de desarrollo lo que posibilitó que tuviera una mayor precisión y seguridad en las decisiones tomadas y en los resultados obtenidos de esta investigación. Tal y como éste se comporta en la realidad, además de obtener la información directa e inmediata sobre el proceso de desarrollo y objeto que está siendo investigado.

Entrevista: debido a que en todo proceso de desarrollo, el usuario final es un actor, más se tuvo en cuenta las sugerencias, criterios y necesidades que pudieran influir en la correcta concepción del procedimiento, de ahí que se aplica este método para obtener información, búsqueda de opiniones y conocimientos de expertos.

Revisión de documentos: este método se utilizó fundamentalmente para entender y recopilar toda la información que permitiera un correcto análisis de la actual situación de las pacientes que han padecido el síndrome de flujo vaginal.

Encuestas: este método se utilizó fundamentalmente para evaluar los diferentes factores de riesgo, el grado escolar de las pacientes incluidos en el estudio, con respecto a los resultados que se obtienen con la puesta del procedimiento.
Para el tratamiento de las encuestas se utilizaron métodos estadísticos como el trabajo con por cientos y la frecuencia, con el objetivo de buscar el consenso de las encuestadas

Métodos Estadísticos: Para el procesamiento de la información obtenida en el proceso de identificación de los factores de riesgo presentes en las pacientes.

El programa educativo se diseña de la siguiente forma:

Se realizaran un total de 4 sesiones, dirigidas por la autora del trabajo, dos por semana, cada una con una duración de una hora, con la utilización de metodologías participativas, con actividades dinámicas, predominando el aprendizaje desde lo emocional y afectivo sobre lo cognitivo o intelectual y lo social. Los temas y los objetivos propuestos para cada sesión se distribuyeron como sigue:

Sesión 1:

Tema: Síndrome de flujo vaginal.

Forma de organización de la enseñanza: Taller

Tiempo de duración: 1 hora.

Medio de Enseñanza: Pancartas, Bibliografía, Laminarios, reporte estadístico.

Contenido: Concepto., Comportamiento en el municipio.

Objetivo: Esta sesión tuvo la finalidad de que las pacientes conocieran que es el flujo vaginal, las causas y como se adquiere.

Sesión 2:

Tema: Síntomas del Síndrome de flujo vaginal.

Forma de organización de la enseñanza: practica.

Tiempo de duración: 1 hora.

Medio de Enseñanza: Pancartas, Bibliografía, Laminarios, testimonio.

Contenido: Características de secreciones vaginales y síntomas asociados a las mismas.

Objetivo: Explicar las características en cuanto a sintomatología del flujo vaginal según microorganismo.

Sesión 3

Tema: Conductas Sexuales que conllevan a la aparición del Síndrome de flujo vaginal.

Forma de organización de la enseñanza: conferencia.

Tiempo de duración: 1 hora.

Medio de Enseñanza: Laminarios, Bibliografía, pancartas

Contenido: relación existente entre el inicio de las primeras relaciones sexuales, número de parejas y aparición de los síntomas descritos en sesión anterior.

Objetivo: conocer la importancia de mantener una conducta sexual adecuada

Sesión 4:

Tema: métodos de control de la fecundidad.

Forma de organización de la enseñanza: Dinámica de Grupo.

Tiempo de duración: 1 hora.

Medio de Enseñanza: Laminarios, pancartas, testimonios.

Contenido: Concepto de métodos de control de la fecundidad, Tipos, y cuál sería el más eficaz para evitar la aparición del Síndrome de Flujo Vaginal.

Objetivo: promover el uso del preservativo (condón), como método más ideal para evitar las infecciones de transmisión sexual.

Este programa educativo elevará el nivel de conocimiento de las pacientes y de esta forma se logrará cambiar estilos de vida y conductas sexuales inadecuadas en pacientes adolescentes y juventud temprana y podremos disminuir este Síndrome tan frecuente en mujeres en edad fértil.

Para la aplicación de este programa educativo se debe realizar por etapas, una etapa de diagnóstico, intervención y evaluación para investigaciones futuras

RESULTADOS

Tabla # 1 Distribución de los casos según grupos de edades. CMF#1 Y #119. "Policlínica "Darío Calzadilla Angulo" Enero – Julio 2009.

Grupos Etáreos	No	%
16-20 años	19	14.5
21-25 años	40	30.5
26-30 años	23	17.6
31-35 años	14	10.7
36 y más	35	26.7
Total	131	100

Fuente:Historias Clínicas Individuales.

El Síndrome de flujo vaginal el mayor porciento se reflejó en las mujeres comprendidas en el grupo de 21-25 años que resultaron ser 40 para un 30, 5%. En nuestro estudio el mayor porciento se reflejó en las mujeres comprendidas en el grupo de 21-25 años que resultaron ser 40 para un 30, 53%.

Tabla # 2

Distribución de los casos según número de parejas sexuales. CMF # 1 y # 119 Policlínica "Darío Calzadilla Ángulo".

Enero -Julio 2009.

No. De parejas sexuales	No	%
1 a 2 parejas sexuales	7	5.3
3 a 4parejas sexuales	40	30.5
5 o más parejas sexuales	84	64.2
Total	131	100

Fuente: Historias Clínicas Individuales.

Según el número de parejas sexuales predominan las pacientes con 5 o más parejas sexuales para un 64,2 %, seguidas de las de3 a 4 parejas sexuales con el 30.5%.

Tabla # 3

Distribución de los síntomas. CMF # 1 y # 119. Policlínica "Darío Calzadilla Angulo". Enero- Julio 2009

Síntoma	No	%
Secreciones color grisáceo Con olor a pescado	54	41.2
Fetidez vaginal	53	40.5
Secreciones color blanco grumoso	49	37.4
Disuria	25	19.1
Prurito	23	17.5
Secreciones color amarillo espumoso	9	6.9
Sin síntomas	5	3.9

Fuente: Historias Clínicas Individuales

Encontramos con mayor frecuencia a las secreciones grisáceo espumosas con olor a pescado presente en 54 paciente de la muestra, lo que representa un 41.2%, seguido de la fetidez vaginal para el 40.5 %.

Tabla # 4

Microorganismos más frecuentes. CMF # 1 y # 119. Policlínica "Darío Calzadilla Ángulo" Enero-Julio 2009

Microorganismos	No.	%
Gardnerella	65	49.6
Monilia	56	42.8
Trichomona	8	6.1
Mixta	2	1.5
Total	131	100

Fuente: Estadísticas del Centro Municipal de Higiene y Epidemiología

La gardnerella fue el germen más frecuente, se aisló en 65 mujeres para un 49.6 %.

La vaginosis bacteriana se asoció principalmente a factores de conducta sexual, como el mayor número de parejas sexuales.

DISCUSION

En los países desarrollados se reporta que 2 de cada 3 ETS diagnosticadas, ocurren en adolescentes y se considera que esta proporción es todavía mayor en los países en vías de desarrollo.

En la tabla #1 describimos a las pacientes con síndrome de flujo vaginal por grupos de edades. Al concluir la adolescencia la mujer comienza a tener vida sexual más activa. En este período se alcanza un mayor nivel de independencia, pero no se ha adquirido el grado de concientización y madurez psíquica para comprender la importancia de la prevención de las infecciones de transmisión sexual, por lo que tienen un mayor riesgo de adquirirlas (22)

Para el adolescente que enfrenta una gama de requerimientos, sobre todo de índole social, es la sexualidad y su manejo, el más inquietante reto (10), sin embargo al pasar los años a causa de sobre todo, vivencias propias o ajenas, temas como la maternidad, el aborto y las consecuencias que de ellos se derivan, van alcanzando otra dimensión y se convierten en preocupaciones serias y concretas.

En nuestro estudio el mayor porciento se reflejó en las mujeres comprendidas en el grupo de 21-25 años que resultaron ser 40 para un 30, 5 %. Esto se debe a que en estas edades las mujeres presentan una vida sexual más activa y actualmente el inicio de las primeras relaciones sexuales comienza a edades más tempranas que en generaciones anteriores, la cual trae aparejado en un gran número de casos la aparición de infecciones de transmisión sexual, considerándose como una importante causa de morbilidad en estas edades [(10)].

Los adolescentes y adultos jóvenes (menor de 25 años) constituyen más de la mitad de los 20 millones de casos de enfermedades de transmisión sexual que se informa anualmente en los Estados Unidos (8).

Otros autores coinciden con nuestro estudio al plantear que las pacientes entre 21-22 y más años representan el mayor por ciento de síndrome de flujo vaginal (55%) 3).

Comparando los resultados con otros autores coincidimos con la doctora Ivette Masiques (24) y GentryWilquerson (16) que plantean que de 18-24 años es más frecuente la aparición de este síndrome. Otros autores reportan un predominio en pacientes de 12-20 años y la doctora Araceli Mendoza refiere que es más frecuente de 30-35 años (25), estos últimos resultados no coinciden con el nuestro, pero en general se ha encontrado un predominio en mujeres de 20-35 años, o sea, cuando su vida sexual es más activa (17), (24), (25), (26).

En nuestro estudio predominan las pacientes con 5 o más parejas sexuales para un 64,2 %. Esto se debe a que en la actualidad las relaciones sexuales comienzan precozmente cuando no existe madurez suficiente como para lograr la estabilidad de la pareja y no se encuentra ese vínculo compensador afectivo por lo que se busca a otras parejas y se incrementa así el número de parejas sexuales [(11)].

En la tabla #2 reflejamos el número de parejas sexuales en las pacientes con síndrome de flujo vaginal. Los comportamientos sexuales son parte de lo que somos, por ser muy personal y estar muy arraigados, es difícil de cambiar por lo que puede constituir una razón para que los individuos no adopten prácticas sexuales sin riesgo (1).

Las enfermedades de transmisión sexual constituyen un grupo de afecciones que se caracterizan por transmitirse a través de las relaciones sexuales, constituyendo factores de riesgo, la selección inadecuada de la pareja y los cambios frecuentes de estas (13).

Al comparar nuestro estudio coincidimos con la doctora Lazara Rojas y colaboradores, los cuales plantean que un 56% de las pacientes de su estudio habían tenido más de 5 parejas sexuales [(10)]. Jamison demostró que un factor condicionante lo es sin dudas el número de parejas sexuales, y pudo comprobar que la mayoría de las adolescentes de su estudio ya habían tenido más de una pareja sexual [(3)].

La vaginosis bacteriana se asoció principalmente a factores de conducta sexual como el mayor número de parejas sexuales (3 ó más), y el inicio de la vida sexual a más temprana edad (26).

En la tabla #3 se distribuyeron los síntomas presentes en las pacientes con síndrome de flujo vaginal.

La vagina es una cavidad fisiológicamente húmeda. Este fenómeno que se conoce por secreción fisiológica, puede ser más pronunciado durante ciertas fases del ciclo menstrual, durante y después del coito, durante el embarazo y la lactancia (1).

El síntoma de secreción vaginal se le denomina vaginitis, cuando la infección es en la vagina, y cervicitis cuando afecta al cuello uterino provocando aquí complicaciones graves.

Este síndrome no es solo la presencia anormal en cuanto a la cantidad, color, y olor de las secreciones vaginales de la mujer, sino que va a estar acompañado de otros síntomas como dolor abdominal, ardor vulvar y al orinar así como prurito que indican la presencia de una infección (3).

En nuestro estudio encontramos más frecuente las secreciones grisáceo espumosas con olor a pescado presente en 54 pacientes de la muestra, lo que representa un 41.2 %. Debemos tener en cuenta que esto se debe a que es un síntoma característico de la gardnerella, que fue el germen más frecuente aislado en los exudados vaginales simple y con cultivo. Las tres infecciones más frecuentes asociadas al síndrome de flujo vaginal son la trichomoniasis, la vaginosis bacteriana y la candidiasis, y con menor frecuencia la infección por N. gonorrhoae y C.trachomatis.

Coincidimos de esta forma con GentryWilkerson (16), que en su estudio la secreción grisácea espumosa con olor a pescado obtuvo un 42% y que la fetidez vaginal fue el otro signo con mayor porciento encontrado, relacionándose esto con el gérmen predominante.

Otros estudios difieren del nuestro al predominar las secreciones color blanco grumoso, por ser la cándida el gérmen más frecuente (17 y 25).

Otros autores no coinciden con nuestro estudio como los Drs. Bravo AB; Miranda LS; Lima OF; Cambas AV; Hernández ML; Álvarez JM (29) que encontraron la manifestación más frecuente a la leucorrea por tricomonas en pacientes de entre 20 y 39 años, y asociado a ella se presentó el dolor y prurito vaginal.

En el trabajo revisado de ginecología y obstetricia de la sociedad peruana (5), el síntoma más frecuente fue el flujo vaginal con un 56% y el prurito con un 32,7%.

También coinciden con nuestro estudio el Dr. José María Pérez Penco y el MSc. Jorge Luis Calero Ricardo (26), al encontrar como síntoma fundamental el flujo vaginal típico a gardnerella en un 87,7%.

En la tabla #4 reflejamos los microorganismos más frecuentes productores del síndrome de flujo vaginal. La vagina presenta una gran cantidad de microorganismos, la mayoría saprofitos y otros que por su escasa cantidad no son patógenos, no obstante las infecciones son adquiridas por diversos mecanismos.

En nuestro estudio encontramos que la gardnerella fue el gérmen más frecuente, se aisló en 65 mujeres para un 49.62%. Esto puede estar dado a que en la mayoría de los países, se han producido cambios en los patrones de infección como consecuencia de la modificación de los comportamientos sexuales (30).

La vaginosis bacteriana se caracteriza por producir alteraciones de la flora lacto-bacilar y la asociación de la gardnerella a otros gérmenes anaerobios es una de las consecuencias más frecuentes del nombrado síndrome (4). En la atención primaria de salud, la infección por gardnerella se encuentra entre las primeras causas de consulta teniendo una alta incidencia en mujeres con vida sexual activa (10).

Al comparar nuestros resultados con los de otros autores coincidimos con la doctora Aracelis Mendoza (25) en que la vaginosis bacteriana por gardnerellaes una de las más frecuentes en un 45%. El hallazgo de la gardnerella en tal elevado número de pacientes coincide además con los resultados del Dr. José Trinidad de la universidad de México, difiriendo así de otros autores, que en los estudios realizados obtuvieron cifras donde predomina la moniliasis (25, 31 y 26) con un 32,34%.

Otros autores coinciden con nuestro estudio al plantear que la vaginosis bacteriana fue la más común para un 20,4%, seguida de la moniliasis con un 13,8%, la trichomoniasis con un 0,9% y las mixtas para un 23,8% (26).

También coinciden con la sociedad peruana de obstetricia y ginecología al encontrar a la vaginosis bacteriana con un 46,6%, la cándida con un 29,3% y la trichomoniasis con un 5,1% (5).

Conclusiones

Se obtuvo con mayor frecuencia la aparición del síndrome de flujo vaginal en las pacientes de 21 a 25 años con predominio en las pacientes que habían tenido más de 5 parejas sexuales, como síntoma predominante se encontró la secreción grisácea espumosa con olor a pescado, característico de la gardnerellavaginalis, que fue el germen aislado con mayor frecuencia.

El diseño educativo se encuentra en etapa de intervención y fue extendido al sector de la educación y a la radio municipal, ya como proyecto comunitario junto a otros especialistas de salud.

Recomendaciones

A pesar que nuestra investigación fue dirigida a caracterizar la problemática del Síndrome de Flujo Vaginal, también encontramos que las mujeres estudiadas desconocen aspectos importantes para la prevención de esta afección por lo que consideramos que en investigaciones futuras se realice una intervención educativa con este diseño de un programa educativo, el cual fue mostrado en la metodología de esta investigación.

REFERENCIAS BIBLIOGRÁFICAS

1. César, Renán. Infecciones de transmisión sexual: pautas para su tratamiento. La Habana, Ministerio de Salud Pública, 2004; p.p. (8–92).

2. MANEJO SINDROMICO DEL FLUJO VAGINAL EN GESTANTES.[enínea20]:2009[Consultado 61812009].Disponible en: http://www.sld.cu/galerias/pdf/aps_flujo.pdf

3. Department of Health and Human Services. General Information of Bacterial and MycoticDiseases.Genital Candidiasis.EE.UU., 2005; [s.p]

4. Jamison J H. Espectro del HPV en adolescentes femeninas. ITS, 2007; 22: 236-43.

5. Rojas J. Ramírez T, Jaimes F.PREVALENCIA DE VAGINOSIS BACTERIANA EN EL EMBARAZO.Soc Peruana de Obst y Ginecol[en linea]2004. [Consultado: 3/8/2009]; 50 (2). Disponibleen:http://www.sld.cu/galerias/pdf/aps_flujo.pdf

6. J Gallardo j, Valdés S, Díaz M E , Romay C. Comportamiento de las enfermedades de trasmisión sexual en pacientes con sepsis ginecológica.RevCubObstetGinecol [en linea]2006 [Consultado: 3/6/2009]; 26 (1). Disponible en: http://scielo.sld.cu/scielo.php?script=sci_arttext&pid=S0138-600X2000000100002&lng=es&nrm=iso&tlng=es

7. Programa Nacional de Infecciones de transmisión sexual. http://www.sld.cu/saludvida/adulto/temas.

8. http://bvs.hlg.sld.cu/cgi-bin/

9. Hagolin, Karin. Enfermedades de Tx Sexual. EEUU, 2005 [s.ed] [s.p].

10. Peláez Mendoza, Dr. Jorge. Infecciones genitales en la niña y la adolescente. EN: Mercedes Caparrás Chávez. Coordinadora. Ginecología Infanto Juvenil 1ª ed. Ciudad de la Habana: Editorial Científico Técnico: 1999. P. 52-76.

11. Peláez Mendoza, Dr. Jorge. Salud reproductiva del adolescente. EN: Mercedes Caparrás Chávez. Coordinadora. Ginecología Infanto Juvenil 1ª ed. Ciudad de la Habana: Editorial Científico Técnico: 1999. P. 174-177.

12. González-Pedraza Avilés A, Ortiz Zaragoza C, Dávila Mendoza R,C M Valencia Gómez..Infeccionescervicovaginales más frecuentes; prevalencia y factores de riesgo.RevCubObstetGinecol [en linea]2007[Consultado: 3/8/2009]; 33 (2). Disponible en: http://scielo.sld.cu/scielo.php?script=sci_arttext&pid=S0138-600X2007000200007&lng=es&nrm=iso

13. Cortés Alfaro A,. Sordo Rivera M E, Cumbá Abreu C, García Roche R G, Fuentes Abreu J.Comportamiento sexual y enfermedades de transmisión sexual en adolescentes de secundaria básica de ciudad de la habana, 2004-2005.Rev Cubana HigEpidemiol[en linea]2006[Consultado: 3/6/2009]; 38 (1). Disponible en: http://scielo.sld.cu/scielo.php?script=sci_arttext&pid=S1561-30032000000100008&lng=es&nrm=iso&tlng=es

14. López Abraham ML. Llanos Artiles MC, Fernández Massó JR, García San Martín D, Alonso M,Álvarez Rodríguez E.Evaluación de un método de aglutinación con partículas látex sensibilizadas para el diagnóstico de trichomoniasis vaginal. Rev Cubana MedTrop [en linea] 2005[Consultado: 3/8/2009]; 57(2). Disponible en:http://scielo.sld.cu/scielo.php?script=sci_arttext&pid=S0375-07602005000200007&lng=es&nrm=iso

15. Martínez Guerral MJ; López Barreiroll M; Z Morejón Rodríguezll M I; BoucourtRodríguezl E; García Hernández Al.Antimicrobialactivity, vaginal and dermal irritability of aqueousextracts of dryleaves of SolanumamericanunMill.Rev Cubana PlantMed[en línea]2009[Consultado: 3/6/2009]; 14 (1). Disponible en: http://scielo.sld.cu/scielo.php?script=sci_arttext&pid=S1028-47962009000100003&lng=es&nrm=iso&tlng=es

16. Wilkerson, Gentry. Trichomoniasis.EE.UU., 2005 [full text].

17. Revista latinoamericana de EnfermagenDevel. Vaginosis Bacteriana. Brasil, 2005 [s.p].

18. Estadísticas del Centro Municipal de Higiene y Epidemiología, 2009.

19. Estadísticas del Centro Provincial de Higiene y Epidemiología, 2009.

20. Lugones Botell M, Ramírez Bermúdez M, Machado Rodríguez E.Intervención educativa en adolescentes atendidas en consulta de ginecología infanto-juvenil.RevCubPediatr . [enlinea] 2005[Consultado: 3/8/2009]; 57(2). Disponible en:http://scielo.sld.cu/scielo.php?script=sc

21. Schwebke JR; Rivers C; Lee J.Prevalence of Gardnerellavaginalis in male sexual partners of women with and without bacterial vaginosis.PrintCited Medium. [enlinea] 2005[Consultado: 3/8/2009]; 57(2). Disponible en:http://web.ebscohost.com/ehost/detail?vid=4&hid=107&sid=f1554fd7-cf4e-4bc7-91666ebe0937685d%40sessionmgr110&bdata=JmxvZ2lucGFnZT1Mb2dpbi5hc3AmYW1wO2xhbmc9ZXMmc2l0ZT1laG9zdC1saXZl#db=mnh&AN=18797426

22. Cires Pujol, Miriam [et.al]. Guía para la práctica clínica de las infecciones vaginales. La Habana, En: Rev Cubana Farm. 2008; 37 (1) 38–52.

23. Rojas Reverón, Dra Lazara [et. al]. Comportamiento de la Trichomoniasis Vaginal en un grupo de adolescentes. La Habana, En: Rev. Cubana Med. Trop.,

2007; 55 (3): 179 – 184

24. Maciques Rodríguez, lic. Ivette. Juego para el diagnóstico rápido de la Trichomoniasis Vaginal en la Mujer. La Habana, En: Rev. Cubana obstetricia Ginecología, 2005; p. (28).

González-Pedraza Avilés A, Ortiz ZaragozaC,Dávila Mendoza R,C M Valencia Gómez..Infeccionescervicovaginales más frecuentes; prevalencia y factores de riesgo..RevCubObstetGinecol [en linea]2007[Consultado: 3/8/2009]; 33 (2). Disponible en:

http://scielo.sld.cu/scielo.php?script=sci_arttext&pid=S0138-600X2007000200007&lng=es&nrm=iso

25. Mendoza González, Dra. Aracelis. Frecuencia de Vaginosis producida por gardnerellaVaginals y su asociación con otros Patógenos causantes de infección genital en la mujer. México, En Rev. Ginecología y Obstetricia de México, 2005; vol. 69 (7); 272-276.

26. Vázquez Niebla1J C, Ortiz González C O, Pérez Penco JM, Calero Ricardo JL. Prevalencia de infecciones cervico-vaginales en embarazadas en un hospital obstétrico de referencia de Ciudad de la Habana.RevCubObstetGinecol [en linea]2007[Consultado: 3/8/2009]; 33 (2). Disponible en:

http://scielo.sld.cu/scielo.php?script=sci

27. Castro Alegret, Dr. Pedro Luis [et.al]. Vivir nuestra sexualidad y prevenir el VIH/SIDA. La Habana, Ministerio de Educación, 2004; p.p. (7– 39).

28. Subel J D, [et.al] Información sobre salud y bienestar de la mujer: Vestibulitos Vulvar y dolor. Gine Web: Ginecología. EEUU, 2008; [s.p].

29. Bravo AB; Miranda LS; Lima OF; Cambas AV; Hernández ML; AlvarezJM.Validation of animmunologicdiagnostic kit forinfectious vaginitis

byTrichomonasvaginalis, Candidaspp., and Gardnerellavaginalis.DiagnMicrobiolInfectDis[en linea]2009 Mar. [Consultado: 3/8/2009]; 63 (3). Disponible enhttp://web.ebscohost.com/ehost/detail?vid=4&hid=106&sid=f0f14e0f-e8f9-4a0b-a874b6151ccbe01e%40sessionmgr110&bdata=JmxvZ2lucGFnZT1Mb2dpbi5hc3AmYW1wO2xhbmc9ZXMmc2l0ZT1laG9zdC1saXZl#db=mnh&AN=19216938#db=mnh&AN=19216938

30. Biblioteca Nacional de EE. UU y los institutos nacionales de la salud, Enciclopedia médica en español. Infección vaginal por levaduras. EE.UU., 2004; [s.p].

31. T Juncan, J Bosh, E tópico. Estudio Multicéntrico en el área de Barcelona. España, 2008 [s.ed]. [s.p].

32. Sociedad Española de Obstetricia y Ginecología. Infecciones e Inflamaciones Ginecológicas: Enfermedades infecciosas, Microbiología Clínica. España, 2005; p. 21(8): 417-423.

33. Castro Alegret, Dr. Pedro Luís [et al]. Experiencias y resultados del proyecto cubano de educación sexual en secundaria básica: Segunda parte. La Habana. Editorial Pueblo y Educación, 2004; p.p. (1– 83).

FSC
www.fsc.org
MIX
Papier | Fördert
gute Waldnutzung
FSC® C083411

Kolibri 360 GmbH
Ferdinand-Jühlke-Straße 7
99095 Erfurt, Deutschland
produktsicherheit@kolibri360.de

Druck:
CPI Druckdienstleistungen GmbH
im Auftrag der
Kolibri 360 GmbH
Ferdinand-Jühlke-Str. 7
99095 Erfurt